DIETA CETOGENICA

2021

RECETAS DELICIOSAS PARA PERDER PESO

ALVARO MONTERO

Tabla de contenido

4

Introducción

Una dieta cetogénica es baja en carbohidratos. Esta es la primera y una de las cosas más importantes que debe hacer ahora. Durante una dieta de este tipo, su cuerpo produce cetonas en el hígado y estas se utilizan como energía.

Su cuerpo producirá menos insulina y glucosa y se inducirá un estado de cetosis.

La cetosis es un proceso natural que aparece cuando nuestra ingesta de alimentos es menor de lo habitual. El cuerpo pronto se adaptará a este estado y, por lo tanto, podrá perder peso en poco tiempo, pero también estará más saludable y mejorará su rendimiento físico y mental.

Sus niveles de azúcar en sangre mejorarán y no estará predispuesto a la diabetes.

Además, la epilepsia y las enfermedades cardíacas se pueden prevenir si sigue una dieta cetogénica.

Su colesterol mejorará y se sentirá increíble en poco tiempo.

¿Como suena eso?

Una dieta cetogénica es simple y fácil de seguir siempre que siga algunas reglas simples. No necesita hacer grandes cambios, pero hay algunas cosas que debe saber.

¡Así que aquí va!

La lista de alimentos que puede comer durante una dieta cetogénica es permisiva y rica, como puede ver por sí mismo. Por lo tanto, creemos que debería ser bastante fácil para usted comenzar con esa dieta.

Si ya ha hecho esta elección, es hora de que consulte nuestra increíble colección de recetas cetogénicas.

En esta guía descubrirás 50 de las mejores recetas de Desayuno Cetogénico del mundo y pronto podrás elaborar todas y cada una de estas recetas.

¡Ahora comencemos nuestro mágico viaje culinario!

Estilo de vida cetogénico... ¡aquí vamos!

¡Disfrutar!

Deliciosos huevos y salchichas

¡Prueba un desayuno cetogénico diferente cada día! ¡Prueba este!

Tiempo de preparación: 10 minutos.

Tiempo de cocción: 35 minutos.

Porciones: 6

Ingredientes:

- 5 cucharadas de ghee
- 12 huevos
- Sal y pimienta negra al gusto
- 1 onza de espinaca, cortada
- 12 lonchas de jamón
- 2 salchichas picadas
- 1 cebolla amarilla picada
- 1 pimiento rojo picado

Direcciones:

- Calienta una sartén con 1 cucharada de ghee a fuego medio, agrega las salchichas y la cebolla, revuelve y cocina por 5 minutos.
- Agregue el pimiento, la sal y la pimienta, revuelva y cocine por 3 minutos más y transfiera a un tazón.

9

- Derretir el resto del ghee y dividirlo en 12 moldes para cupcakes.
- Agrega una loncha de jamón en cada molde para cupcakes, divide las espinacas en cada uno y luego la mezcla de salchicha.
- Rompe un huevo encima, introduce todo en el horno y hornea a 425 grados F durante 20 minutos.
- Deja que tus cupcakes keto se enfríen un poco antes de servirlos.
- ¡Disfrutar!

Nutrición: calorías 440, grasa 32, fibra 0, carbohidratos 12, proteína 22

Huevos revueltos

¡Tienen un sabor delicioso!

Tiempo de preparación: 10 minutos.

Tiempo de cocción: 10 minutos.

Porciones: 1

Ingredientes:

- 4 champiñones, picados
- 3 huevos, batidos
- Sal y pimienta negra al gusto
- 2 lonchas de jamón picadas
- ¼ taza de pimiento rojo picado
- ½ taza de espinaca picada
- 1 cucharada de aceite de coco

Direcciones:

1. Calienta una sartén con la mitad del aceite a fuego medio, agrega los champiñones, las espinacas, el jamón y el pimiento, revuelve y cocina por 4 minutos.
2. Calentar otra sartén con el resto del aceite a fuego medio, agregar los huevos y revolverlos.

3. Agregue las verduras y el jamón, sal y pimienta, revuelva, cocine por 1 minuto y sirva.

¡Disfrutar!

Nutrición: calorías 350, grasa 23, fibra 1, carbohidratos 5, proteína 22

Deliciosa Frittata

¡Prueba una keto frittata hoy! ¡Es tan sabroso!

Tiempo de preparación: 10 minutos.

Tiempo de cocción: 1 hora.

Porciones: 4

Ingredientes:

- 9 onzas de espinacas
- 12 huevos
- 1 onza de pepperoni
- 1 cucharadita de ajo picado
- Sal y pimienta negra al gusto
- 5 onzas de mozzarella, rallado
- ½ taza de parmesano rallado
- ½ taza de queso ricotta
- 4 cucharadas de aceite de oliva
- Una pizca de nuez moscada

Direcciones:

1. Exprime el líquido de las espinacas y ponlo en un bol.
2. En otro bol, mezcle los huevos con sal, pimienta, nuez moscada y ajo y bata bien.

3. Agregue la espinaca, el parmesano y la ricota y vuelva a batir bien.
4. Vierta esto en una sartén, espolvoree mozzarella y pepperoni encima, introduzca en el horno y hornee a 375 grados F durante 45 minutos.
5. Deje enfriar la frittata durante unos minutos antes de servirla.

¡Disfrutar!

Nutrición: calorías 298, grasa 2, fibra 1, carbohidratos 6, proteína 18

Desayuno de salmón ahumado

¡Te sorprenderá con su sabor!

Tiempo de preparación: 10 minutos.

Tiempo de cocción: 10 minutos.

Porciones: 3

Ingredientes:

- 4 huevos batidos
- ½ cucharadita de aceite de aguacate
- 4 onzas de salmón ahumado, picado
- *Para la salsa:*
- 1 taza de leche de coco
- ½ taza de anacardos, remojados, escurridos
- ¼ taza de cebollas verdes picadas
- 1 cucharadita de ajo en polvo
- Sal y pimienta negra al gusto
- 1 cucharada de jugo de limón

Direcciones:

1. En su licuadora, mezcle anacardos con leche de coco, ajo en polvo y jugo de limón y mezcle bien.

2. Agrega la sal, la pimienta y las cebolletas, vuelve a licuar bien, transfiere a un bol y guarda en el refrigerador por ahora.

3. Calentar una sartén con el aceite a fuego medio-bajo, agregar los huevos, batir un poco y cocinar hasta que estén casi hechos

4. Introduzca en su asador precalentado y cocine hasta que los huevos cuajen.

5. Divida los huevos en platos, cubra con salmón ahumado y sirva con la salsa de cebolla verde encima.

¡Disfrutar!

Nutrición: calorías 200, grasa 10, fibra 2, carbohidratos 11, proteína 15

Delicia de queso feta y espárragos

¡Estos elementos combinan muy bien!

Tiempo de preparación: 10 minutos.

Tiempo de cocción: 25 minutos.

Porciones: 2

Ingredientes:

- 12 espárragos
- 1 cucharada de aceite de oliva
- 2 cebollas verdes picadas
- 1 diente de ajo picado
- 6 huevos
- Sal y pimienta negra al gusto
- ½ taza de queso feta

Direcciones:

1. Calentar una sartén con un poco de agua a fuego medio, agregar los espárragos, cocinar por 8 minutos, escurrir bien, picar 2 tallos y reservar el resto.
2. Calienta una sartén con el aceite a fuego medio, agrega el ajo, los espárragos picados y la cebolla, revuelve y cocina por 5 minutos.

3. Agregue los huevos, sal y pimienta, revuelva, tape y cocine por 5 minutos.
4. Coloca los espárragos enteros encima de tu frittata, espolvorea queso, introduce en el horno a 350 grados F y hornea por 9 minutos.
5. Dividir en platos y servir.

¡Disfrutar!

Nutrición: calorías 340, grasa 12, fibra 3, carbohidratos 8, proteína 26

Huevos especiales para el desayuno

¡Esta es realmente la mejor receta de huevos cetogénicos que puedas

probar!

Tiempo de preparación: 10 minutos.

Tiempo de cocción: 4 minutos.

Porciones: 12

Ingredientes:

- 4 bolsitas de té
- 4 cucharadas de sal
- 12 huevos
- 2 cucharadas de canela
- Anís de 6 estrellas
- 1 cucharadita de pimienta negra
- 1 cucharada de pimienta en grano
- 8 tazas de agua
- 1 taza de salsa tamari

Direcciones:

1. Ponga agua en una olla, agregue los huevos, déjelos hervir a fuego medio y cocine hasta que estén duros.
2. Enfriarlos y romperlos sin pelarlos.

3. En una olla grande, mezcle agua con bolsitas de té, sal, pimienta, granos de pimienta, canela, anís estrellado y salsa tamari.
4. Agregue los huevos rotos, tape la olla, deje hervir a fuego lento y cocine por 30 minutos.
5. Deseche las bolsitas de té y cocine los huevos durante 3 horas y 30 minutos.
6. Dejar enfriar los huevos, pelarlos y servirlos para el desayuno.

¡Disfrutar!

Nutrición: calorías 90, grasa 6, fibra 0, carbohidratos 0, proteína 7

Huevos Horneados En Aguacates

¡Son tan deliciosos y se ven geniales también!

Tiempo de preparación: 10 minutos.

Tiempo de cocción: 20 minutos.

Porciones: 4

Ingredientes:

- 2 aguacates, cortados en mitades y sin hueso
- 4 huevos
- Sal y pimienta negra al gusto
- 1 cucharada de cebollino picado

Direcciones:

1. Saque un poco de carne de las mitades de aguacate y colóquelas en una fuente para hornear.
2. Casque un huevo en cada aguacate, sazone con sal y pimienta, introdúzcalos en el horno a 425 grados F y hornee por 20 minutos.
3. ¡Espolvorea cebolletas al final y sírvelas para el desayuno!

¡Disfrutar!

Nutrición: calorías 400, grasa 34, fibra 13, carbohidratos 13, proteína 15

Desayuno De Camarones Y Tocino

¡Esta es una idea perfecta para el desayuno!

Tiempo de preparación: 10 minutos.

Tiempo de cocción: 15 minutos.

Porciones: 4

Ingredientes:

- 1 taza de champiñones, en rodajas
- 4 rebanadas de tocino, picadas
- 4 onzas de salmón ahumado, picado
- 4 onzas de camarones, desvenados
- Sal y pimienta negra al gusto
- ½ taza de crema de coco

Direcciones:

1. Calienta una sartén a fuego medio, agrega el tocino, revuelve y cocina por 5 minutos.

2. Agregue los champiñones, revuelva y cocine por 5 minutos más.

3. Agregue el salmón, revuelva y cocine por 3 minutos.

4. Agregue los camarones y cocine por 2 minutos.

5. Agrega sal, pimienta y crema de coco, revuelve, cocina por 1 minuto, retira del fuego y divide entre platos.

¡Disfrutar!

Nutrición: calorías 340, grasa 23, fibra 1, carbohidratos 4, proteína 17

Delicioso desayuno mexicano

¡Prueba un desayuno mexicano cetogénico hoy!

Tiempo de preparación: 10 minutos.

Tiempo de cocción: 30 minutos.

Porciones: 8

Ingredientes:

- ½ taza de salsa de enchilada
- 1 libra de cerdo, molida
- 500 g de chorizo picado
- Sal y pimienta negra al gusto
- 8 huevos
- 1 tomate picado
- 3 cucharadas de ghee
- ½ taza de cebolla morada picada
- 1 aguacate, sin hueso, pelado y picado

Direcciones:

1. En un bol, mezcle la carne de cerdo con el chorizo, revuelva y extienda sobre un molde para hornear forrado.

2. Unte la salsa para enchiladas encima, introduzca en el horno a 350 grados F y hornee por 20 minutos.

3. Calentar una sartén con el ghee a fuego medio, agregar los huevos y revolverlos bien.

4. Sacar la mezcla de cerdo del horno y esparcir huevos revueltos sobre ellos.

5. Espolvorea sal, pimienta, tomate, cebolla y aguacate, divide en platos y sirve.

¡Disfrutar!

Nutrición: calorías 400, grasa 32, fibra 4, carbohidratos 7, proteína 25

Pastel de desayuno delicioso

¡Presta atención y aprende a preparar este gran desayuno en poco tiempo!

Tiempo de preparación: 10 minutos.

Tiempo de cocción: 45 minutos.

Porciones: 8

Ingredientes:

- ½ cebolla picada
- 1 masa de tarta
- ½ pimiento morrón rojo picado
- ¾ libra de carne molida
- Sal y pimienta negra al gusto
- 3 cucharadas de condimento para tacos
- Un puñado de cilantro picado
- 8 huevos
- 1 cucharadita de aceite de coco
- 1 cucharadita de bicarbonato de sodio
- Salsa de mango para servir

Direcciones:

1. Calienta una sartén con el aceite a fuego medio, agrega la carne, cocina hasta que se dore y se mezcla con sal, pimienta y condimento para tacos.

2. Revuelva nuevamente, transfiera a un bol y déjelo a un lado por ahora.

3. Calienta nuevamente la sartén a fuego medio con los jugos de cocción de la carne, agrega la cebolla y el pimiento morrón, revuelve y cocina por 4 minutos.

4. Agregue los huevos, el bicarbonato de sodio y un poco de sal y revuelva bien.

5. Agrega el cilantro, revuelve nuevamente y retira del fuego.

6. Unte la mezcla de carne en la base de pastel, agregue la mezcla de verduras y esparza sobre la carne, introduzca en el horno a 350 grados F y hornee por 45 minutos.

7. Dejar enfriar un poco la tarta, cortar en rodajas, dividir en platos y servir con salsa de mango encima.

¡Disfrutar!

Nutrición: calorías 198, grasa 11, fibra 1, carbohidratos 12, proteína 12

Desayuno Salteado

¡Te recomendamos que pruebes este desayuno keto lo antes posible!

Tiempo de preparación: 10 minutos.

Tiempo de cocción: 30 minutos.

Porciones: 2

Ingredientes:

- ½ libras de carne de res, picada
- 2 cucharaditas de hojuelas de chile rojo
- 1 cucharada de salsa tamari
- 2 pimientos morrones picados
- 1 cucharadita de chile en polvo
- 1 cucharada de aceite de coco
- Sal y pimienta negra al gusto

Para el bok choy:

- 6 manojos de bok choy, recortados y picados
- 1 cucharadita de jengibre rallado
- Sal al gusto
- 1 cucharada de aceite de coco

Para los huevos:

- 1 cucharada de aceite de coco

- 2 huevos

Direcciones:

1. Caliente una sartén con 1 cucharada de aceite de coco a fuego medio alto, agregue la carne y los pimientos, revuelva y cocine por 10 minutos.

2. Agrega sal, pimienta, salsa tamari, hojuelas de chile y chile en polvo, revuelve, cocina por 4 minutos más y retira el fuego.

3. Calienta otra sartén con 1 cucharada de aceite a fuego medio, agrega el bok choy, revuelve y cocina por 3 minutos.

4. Agregue sal y jengibre, revuelva, cocine por 2 minutos más y retire del fuego.

5. Calienta la tercera sartén con 1 cucharada de aceite a fuego medio, rompe los huevos y fríelos.

6. Divida la mezcla de carne y pimientos en 2 tazones.

7. Divida el bok choy y cubra con los huevos.

¡Disfrutar!

Nutrición: calorías 248, grasa 14, fibra 4, carbohidratos 10, proteína 14

Sartén de desayuno delicioso

¡Va a ser tan sabroso!

Tiempo de preparación: 10 minutos.

Tiempo de cocción: 30 minutos.

Porciones: 4

Ingredientes:

- 8 onzas de champiñones picados
- Sal y pimienta negra al gusto
- 1 libra de carne de cerdo picada
- 1 cucharada de aceite de coco
- ½ cucharadita de ajo en polvo
- ½ cucharadita de albahaca seca
- 2 cucharadas de mostaza de Dijon
- 2 calabacines picados

Direcciones:

1. Calienta una sartén con el aceite a fuego medio alto, agrega los champiñones, revuelve y cocina por 4 minutos.
2. Agregue los calabacines, sal y pimienta, revuelva y cocine por 4 minutos más.

3. Agregue la carne de cerdo, ajo en polvo, albahaca, más sal y pimienta, revuelva y cocine hasta que la carne esté lista.

4. Agregue la mostaza, revuelva, cocine por 3 minutos más, divida en tazones y sirva.

¡Disfrutar!

Nutrición: calorías 240, grasa 15, fibra 2, carbohidratos 9, proteína 17

Cazuela de desayuno

¡Tienes que probar esto!

Tiempo de preparación: 10 minutos.

Tiempo de cocción: 40 minutos.

Porciones: 4

Ingredientes:

- 10 huevos
- 1 libra de salchicha de cerdo picada
- 1 cebolla amarilla picada
- 3 tazas de espinaca, cortada
- Sal y pimienta negra al gusto
- 3 cucharadas de aceite de aguacate

Direcciones:

1. Calentar una sartén con 1 cucharada de aceite a fuego medio, agregar la salchicha, revolver y dorar por 4 minutos.
2. Agregue la cebolla, revuelva y cocine por 3 minutos más.
3. Agregue la espinaca, revuelva y cocine por 1 minuto.

4. Engrase una fuente para horno con el resto del aceite y unte la mezcla de salchicha.

5. Batir los huevos y agregarlos a la mezcla para salchichas.

6. Revuelva suavemente, introduzca en el horno a 350 grados F y hornee por 30 minutos.

7. Deje que la cazuela se enfríe durante unos minutos antes de servirla para el desayuno.

¡Disfrutar!

Nutrición: calorías 345, grasa 12, fibra 1, carbohidratos 8, proteína 22

Increíbles empanadas de desayuno

¡Esto es increíblemente sabroso y fácil de preparar para el desayuno!

Tiempo de preparación: 10 minutos.

Tiempo de cocción: 10 minutos.

Porciones: 4

Ingredientes:

- 1 libra de carne de cerdo picada
- Sal y pimienta negra al gusto
- ¼ de cucharadita de tomillo seco
- ½ cucharadita de salvia seca
- ¼ de cucharadita de jengibre seco
- 3 cucharadas de agua fría
- 1 cucharada de aceite de coco

Direcciones:

1. Pon la carne en un bol.
2. En otro recipiente, mezcle agua con sal, pimienta, salvia, tomillo y jengibre y bata bien.
3. Agregue esto a la carne y revuelva muy bien.
4. Dale forma a tus hamburguesas y colócalas sobre una superficie de trabajo.

35

5. Calentar una sartén con el aceite de coco a fuego medio alto, agregar las hamburguesas, freírlas por 5 minutos, voltearlas y cocinarlas por 3 minutos más.

6. Sírvelos calientes.

¡Disfrutar!

Nutrición: calorías 320, grasa 13, fibra 2, carbohidratos 10, proteína 12

Delicioso quiche de salchicha

¡Es tan increíble! ¡Tienes que prepararlo para el desayuno mañana!

Tiempo de preparación: 10 minutos.

Tiempo de cocción: 40 minutos.

Porciones: 6

Ingredientes:

- 12 onzas de salchicha de cerdo picada
- Sal y pimienta negra al gusto
- 2 cucharaditas de crema batida
- 2 cucharadas de perejil picado
- 10 tomates cherry mixtos, cortados por la mitad
- 6 huevos
- 2 cucharadas de queso parmesano rallado
- 5 rodajas de berenjena

Direcciones:

1. Extienda los trozos de salchicha en el fondo de una fuente para hornear.
2. Coloque las rodajas de berenjena encima.
3. Agrega los tomates cherry.

4. En un bol, mezcle los huevos con sal, pimienta, nata y parmesano y bata bien.
5. Vierta esto en la fuente para hornear, introdúzcalo en el horno a 375 grados F y hornee por 40 minutos.
6. Sirva de inmediato.

¡Disfrutar!

Nutrición: calorías 340, grasa 28, fibra 3, carbohidratos 3, proteína 17

Plato de desayuno especial

¡Este es un desayuno cetogénico que vale la pena probar!

Tiempo de preparación: 10 minutos.

Tiempo de cocción: 40 minutos.

Porciones: 6

Ingredientes:

- 1 libra de salchicha picada
- 1 puerro picado
- 8 huevos, batidos
- ¼ taza de leche de coco
- 6 tallos de espárragos picados
- 1 cucharada de eneldo picado
- Sal y pimienta negra al gusto
- ¼ de cucharadita de ajo en polvo
- 1 cucharada de aceite de coco derretido

Direcciones:

1. Calentar una sartén a fuego medio, agregar los trozos de salchicha y dorarlos por unos minutos.
2. Agrega los espárragos y el puerro, revuelve y cocina por unos minutos.
3. Mientras tanto, en un bol, mezcle los huevos con sal, pimienta, eneldo, ajo en polvo y leche de coco y bata bien.
4. Vierta esto en una fuente para hornear que haya engrasado con aceite de coco.
5. Agregue salchicha y verduras encima y bata todo.
6. Introducir en el horno a 325 grados F y hornear durante 40 minutos.
7. Sirva caliente.

¡Disfrutar!

Nutrición: calorías 340, grasa 12, fibra 3, carbohidratos 8, proteína 23

Desayuno De Chorizo Y Coliflor

¡No necesitas ser un cocinero experto para preparar un gran desayuno! ¡Prueba esta siguiente receta y disfruta!

Tiempo de preparación: 10 minutos.

Tiempo de cocción: 45 minutos.

Porciones: 4

Ingredientes:

- 500 g de chorizo picado
- 12 onzas de chiles verdes enlatados, picados
- 1 cebolla amarilla picada
- ½ cucharadita de ajo en polvo
- Sal y pimienta negra al gusto
- 1 cabeza de coliflor, floretes separados
- 4 huevos batidos
- 2 cucharadas de cebollas verdes picadas

Direcciones:

1. Calentar una sartén a fuego medio, agregar el chorizo y la cebolla, revolver y dorar por unos minutos.
2. Agregue los chiles verdes, revuelva, cocine por unos minutos y retire del fuego.

41

3. En su procesador de alimentos, mezcle la coliflor con un poco de sal y pimienta y mezcle.

4. Transfiera esto a un bol, agregue los huevos, la sal, la pimienta y el ajo en polvo y bata todo.

5. Agregue también la mezcla de chorizo, vuelva a batir y transfiera todo a una fuente para hornear engrasada.

6. Hornee en el horno a 375 grados F y hornee por 40 minutos.

7. Dejar enfriar la cazuela unos minutos, espolvorear cebollas verdes por encima, cortar en rodajas y servir.

¡Disfrutar!

Nutrición: calorías 350, grasa 12, fibra 4, carbohidratos 6, proteína 20

Cazuela de espagueti italiano

¡Pruebe un desayuno cetogénico italiano hoy!

Tiempo de preparación: 10 minutos.

Tiempo de cocción: 55 minutos.

Porciones: 4

Ingredientes:

- 4 cucharadas de ghee
- 1 calabaza cortada a la mitad
- Sal y pimienta negra al gusto
- ½ taza de tomates picados
- 2 dientes de ajo picados
- 1 taza de cebolla amarilla picada
- ½ cucharadita de condimento italiano
- 3 onzas de salami italiano, picado
- ½ taza de aceitunas kalamata, picadas
- 4 huevos
- Un puñado de perejil picado

Direcciones:

1. Coloque las mitades de calabaza en una bandeja para hornear forrada, sazone con sal y pimienta, extienda 1

cucharada de ghee sobre ellas, introdúzcalas en el horno a 400 grados F y hornee por 45 minutos.

2. Mientras tanto, calienta una sartén con el resto del ghee a fuego medio, agrega el ajo, la cebolla, la sal y la pimienta, revuelve y cocina por un par de minutos.

3. Agregue el salami y los tomates, revuelva y cocine por 10 minutos.

4. Agregue las aceitunas, revuelva y cocine por unos minutos más.

5. Saque las mitades de calabaza del horno, raspe la carne con un tenedor y agregue la mezcla de salami en la sartén.

6. Revuelva, haga 4 agujeros en la mezcla, rompa un huevo en cada uno, sazone con sal y pimienta, introduzca la sartén en el horno a 400 grados F y hornee hasta que los huevos estén cocidos.

7. Espolvoree perejil encima y sirva.

¡Disfrutar!

Nutrición: calorías 333, grasa 23, fibra 4, carbohidratos 12, proteína 15

Gachas de avena simples para el desayuno

¡Esto es simplemente delicioso!

Tiempo de preparación: 5 minutos.

Tiempo de cocción: 10 minutos.

Porciones: 1

Ingredientes:

- 1 cucharadita de canela en polvo
- Una pizca de nuez moscada
- ½ taza de almendras molidas
- 1 cucharadita de stevia
- ¾ taza de crema de coco
- Una pizca de cardamomo, molido
- Una pizca de clavo molido

Direcciones:

1. Calentar una sartén a fuego medio, agregar la crema de coco y calentar por unos minutos.
2. Agrega la stevia y las almendras y revuelve bien durante 5 minutos.
3. Agregue el clavo, el cardamomo, la nuez moscada y la canela y revuelva bien.

4. Transfiera a un tazón y sirva caliente.

¡Disfrutar!

Nutrición: calorías 200, grasa 12, fibra 4, carbohidratos 8, proteína 16

Deliciosa granola

¡Una granola de desayuno cetogénica es la mejor idea!

Tiempo de preparación: 10 minutos.

Tiempo de cocción: 0 minutos.

Porciones: 2

Ingredientes:

- 2 cucharadas de chocolate picado
- 7 fresas picadas
- Un chorrito de jugo de limón
- 2 cucharadas de nueces pecanas picadas

Direcciones:

1. En un bol, mezcle el chocolate con las fresas, las nueces y el jugo de limón.
2. Revuelva y sirva frío.

¡Disfrutar!

Nutrición: calorías 200, grasa 5, fibra 4, carbohidratos 7, proteína 8

Delicioso cereal de almendras

¡Es una excelente manera de comenzar el día!

Tiempo de preparación: 5 minutos.

Tiempo de cocción: 0 minutos.

Porciones: 1

Ingredientes:

- 2 cucharadas de almendras picadas
- 2 cucharadas de pepitas asadas
- 1/3 taza de leche de coco
- 1 cucharada de semillas de chía
- 1/3 taza de agua
- Un puñado de arándanos
- 1 plátano pequeño, picado

Direcciones:

1. En un bol mezclar las semillas de chía con la leche de coco y dejar reposar por 5 minutos.

2. En su procesador de alimentos, mezcle la mitad de las pepitas con almendras y presione bien.

3. Agregue esto a la mezcla de semillas de chía.

4. También agregue el agua y revuelva.

5. Cubra con el resto de las pepitas, los trozos de plátano y los arándanos y sirva.

¡Disfrutar!

Nutrición: calorías 200, grasa 3, fibra 2, carbohidratos 5, proteína 4

Gran tazón de desayuno

¡Usted se sorprenderá! ¡Es asombroso!

Tiempo de preparación: 5 minutos.

Tiempo de cocción: 0 minutos.

Porciones: 1

Ingredientes:

- 1 cucharadita de nueces, picadas
- 1 taza de leche de coco
- 1 cucharadita de nueces picadas
- 1 cucharadita de pistachos picados
- 1 cucharadita de almendras picadas
- 1 cucharadita de piñones, crudos
- 1 cucharadita de semillas de girasol, crudas
- 1 cucharadita de miel cruda
- 1 cucharadita de pepitas, crudas
- 2 cucharaditas de frambuesas

Direcciones:

1. En un bol, mezcle la leche con la miel y revuelva.

2. Agregue nueces, nueces, almendras, pistachos, semillas de girasol, piñones y pepitas.

3. Revuelva, cubra con frambuesas y sirva.

¡Disfrutar!

Nutrición: calorías 100, grasa 2, fibra 4, carbohidratos 5, proteína 6

Delicioso pan de desayuno

¡Esta es una idea de desayuno cetogénico que deberías probar pronto!

Tiempo de preparación: 10 minutos.

Tiempo de cocción: 3 minutos.

Porciones: 4

Ingredientes:

- ½ cucharadita de levadura en polvo
- 1/3 taza de harina de almendras
- 1 huevo batido
- Una pizca de sal
- 2 y ½ cucharadas de aceite de coco

Direcciones:

1. Engrase una taza con un poco de aceite.
2. En un bol, mezcle el huevo con la harina, la sal, el aceite y la levadura y revuelva.
3. Vierta esto en la taza y cocine en su microondas durante 3 minutos a temperatura alta.

4. Dejar enfriar un poco el pan, sacar de la taza, cortar en rodajas y servir con un vaso de leche de almendras en el desayuno.

¡Disfrutar!

Nutrición: calorías 132, grasa 12, fibra 1, carbohidratos 3, proteína 4

Muffins de desayuno

¡Realmente harán que su día sea mucho más fácil!

Tiempo de preparación: 10 minutos.

Tiempo de cocción: 30 minutos.

Porciones: 4

Ingredientes:

- ½ taza de leche de almendras
- 6 huevos
- 1 cucharada de aceite de coco
- Sal y pimienta negra al gusto
- ¼ taza de col rizada picada
- 8 lonchas de prosciutto
- ¼ taza de cebollino, picado

Direcciones:

1. En un bol, mezcle los huevos con sal, pimienta, leche, cebollino y col rizada y revuelva bien.

2. Engrase una bandeja para muffins con aceite de coco derretido, forre con lonchas de jamón, vierta la mezcla de huevos, introduzca en el horno y hornee a 350 grados F durante 30 minutos.

3. Transfiera los muffins a una fuente y sírvalos para el desayuno.

¡Disfrutar!

Nutrición: calorías 140, grasa 3, fibra 1, carbohidratos 3, proteína 10

Pan de desayuno especial

¡Es un pan de desayuno cetogénico lleno de nutrientes!

Tiempo de preparación: 10 minutos.

Tiempo de cocción: 25 minutos.

Porciones: 7

Ingredientes:

- 1 cabeza de coliflor, floretes separados
- Un puñado de perejil picado
- 1 taza de espinaca, cortada
- 1 cebolla amarilla pequeña, picada
- 1 cucharada de aceite de coco
- ½ taza de nueces molidas
- 3 huevos
- 2 dientes de ajo picados
- Sal y pimienta negra al gusto

Direcciones:

1. En su procesador de alimentos, mezcle los floretes de coliflor con un poco de sal y pimienta y presione bien.

2. Calienta una sartén con el aceite a fuego medio, agrega la coliflor, la cebolla, el ajo un poco de sal y pimienta, revuelve y cocina por 10 minutos.

3. En un bol, mezcle los huevos con sal, pimienta, perejil, espinacas y nueces y revuelva.

4. Agregue la mezcla de coliflor y revuelva bien nuevamente.

5. Extienda esto en 7 rondas en una bandeja para hornear, caliente el horno a 350 grados F y hornee por 15 minutos.

6. Sirve estos sabrosos panes para el desayuno.

¡Disfrutar!

Nutrición: calorías 140, grasa 3, fibra 3, carbohidratos 4, proteína 8

Sandwich de desayuno

¡Es un sabroso sándwich de desayuno cetogénico! ¡Pruébelo pronto!

Tiempo de preparación: 10 minutos.

Tiempo de cocción: 10 minutos.

Porciones: 1

Ingredientes:

- 2 huevos
- Sal y pimienta negra al gusto
- 2 cucharadas de ghee
- ¼ de libra de salchicha de cerdo, picada
- ¼ taza de agua
- 1 cucharada de guacamole

Direcciones:

1. En un bol, mezcle la salchicha picada con sal y pimienta al gusto y revuelva bien.
2. Forma una hamburguesa con esta mezcla y colócala en una superficie de trabajo.

3. Calentar una sartén con 1 cucharada de ghee a fuego medio, agregar la empanada de salchicha, freír durante 3 minutos por cada lado y transferir a un plato.

4. Rompe un huevo en 2 tazones y bátelos un poco con un poco de sal y pimienta.

5. Calentar una sartén con el resto del ghee a fuego medio-alto, colocar en la sartén 2 cortadores de bizcochos previamente engrasados con ghee y verter un huevo en cada uno.

6. Agrega el agua a la sartén, reduce el fuego, tapa la sartén y cocina los huevos por 3 minutos.

7. Transfiera estos "bollos" de huevo a toallas de papel y escurra la grasa.

8. Coloque la hamburguesa de salchicha en un "bollo" de huevo, extienda guacamole encima y cubra con el otro "bollo" de huevo.

¡Disfrutar!

Nutrición: calorías 200, grasa 4, fibra 6, carbohidratos 5, proteína 10

Deliciosos muffins de pollo para el desayuno

¡Es un sabroso desayuno cetogénico que puedes probar hoy!

Tiempo de preparación: 10 minutos.

Tiempo de cocción: 1 hora.

Porciones: 3

Ingredientes:

- ¾ libra de pechuga de pollo, deshuesada
- Sal y pimienta negra al gusto
- ½ cucharadita de ajo en polvo
- 3 cucharadas de salsa picante mezclada con 3 cucharadas de aceite de coco derretido
- 6 huevos
- 2 cucharadas de cebollas verdes picadas

Direcciones:

1. Sazone la pechuga de pollo con sal, pimienta y ajo en polvo, colóquela en una bandeja para hornear forrada y hornee en el horno a 425 grados F durante 25 minutos.

2. Transfiera la pechuga de pollo a un tazón, triture con un tenedor y mezcle con la mitad de la salsa picante y el aceite de coco derretido.

3. Mezcle para cubrir y dejar de lado por ahora.

4. En un bol mezclar los huevos con sal, pimienta, cebolleta y el resto de la salsa picante mezclada con aceite y batir muy bien.

5. Divida esta mezcla en una bandeja para muffins, cubra cada una con pollo desmenuzado, introduzca en el horno a 350 grados F y hornee por 30 minutos.

6. Sirve tus muffins calientes.

¡Disfrutar!

Nutrición: calorías 140, grasa 8, fibra 1, carbohidratos 2, proteína 13

Deliciosas galletas con hierbas

¡Prueba estas saludables galletas de desayuno cetogénicas muy
pronto! ¡Son tan deliciosos!

Tiempo de preparación: 10 minutos.

Tiempo de cocción: 15 minutos.

Porciones: 6

Ingredientes:

- 6 cucharadas de aceite de coco
- 6 cucharadas de harina de coco
- 2 dientes de ajo picados
- ¼ taza de cebolla amarilla picada
- 2 huevos
- Sal y pimienta negra al gusto
- 1 cucharada de perejil picado
- 2 cucharadas de leche de coco
- ½ cucharadita de vinagre de sidra de manzana
- ¼ de cucharadita de bicarbonato de sodio

Direcciones:

1. En un bol, mezcle la harina de coco con los huevos, el aceite, el ajo, la cebolla, la leche de coco, el perejil, la sal y la pimienta y revuelva bien.

2. En un tazón, mezcle vinagre con bicarbonato de sodio, revuelva bien y agregue a la masa.

3. Deje caer una cucharada de esta masa en bandejas para hornear forradas y forme círculos.

4. Introducir en el horno a 350 grados F y hornear por 15 minutos.

5. Sirve estas galletas para el desayuno.

¡Disfrutar!

Nutrición: calorías 140, grasa 6, fibra 2, carbohidratos 10, proteína 12

Muffins de aguacate

Si te gustan las recetas de aguacate, ¡deberías probar la siguiente

pronto!

Tiempo de preparación: 10 minutos.

Tiempo de cocción: 20 minutos.

Porciones: 12

Ingredientes:

- 4 huevos
- 6 rebanadas de tocino, picadas
- 1 cebolla amarilla picada
- 1 taza de leche de coco
- 2 tazas de aguacate, sin hueso, pelado y picado
- Sal y pimienta negra al gusto
- ½ cucharadita de bicarbonato de sodio
- ½ taza de harina de coco

Direcciones:

1. Calentar una sartén a fuego medio, agregar la cebolla y el tocino, revolver y dorar por unos minutos.

2. En un bol, machaca los trozos de aguacate con un tenedor y bate bien con los huevos.

3. Agrega la leche, la sal, la pimienta, el bicarbonato de sodio y la harina de coco y revuelve todo.

4. Agregue la mezcla de tocino y revuelva nuevamente.

5. Engrase una bandeja para muffins con el aceite de coco, divida los huevos y la mezcla de aguacate en la bandeja, introduzca en el horno a 350 grados F y hornee por 20 minutos.

6. Divide los muffins entre platos y sírvelos para el desayuno.

¡Disfrutar!

Nutrición: calorías 200, grasa 7, fibra 4, carbohidratos 7, proteína 5

Muffins de tocino y limón para el desayuno

¡Estamos seguros de que nunca antes has probado algo como esto!

¡Es un desayuno cetogénico perfecto!

Tiempo de preparación: 10 minutos.

Tiempo de cocción: 20 minutos.

Porciones: 12

Ingredientes:

- 1 taza de tocino, finamente picado
- Sal y pimienta negra al gusto
- ½ taza de ghee, derretido
- 3 tazas de harina de almendras
- 1 cucharadita de bicarbonato de sodio
- 4 huevos
- 2 cucharaditas de tomillo limón

Direcciones:

1. En un bol, mezcle la harina con el bicarbonato de sodio y los huevos y revuelva bien.

2. Agrega ghee, tomillo limón, tocino, sal y pimienta y bate bien.

3. Divida esto en un molde para muffins forrado, introdúzcalo en el horno a 350 grados F y hornee por 20 minutos.

4. Dejar enfriar un poco los muffins, repartirlos en platos y servirlos.

¡Disfrutar!

Nutrición: calorías 213, grasa 7, fibra 2, carbohidratos 9, proteína 8

Muffins de queso y orégano

¡Haremos que te encanten los muffins cetogénicos a partir de ahora!

Tiempo de preparación: 10 minutos.

Tiempo de cocción: 25 minutos.

Porciones: 6

Ingredientes:

- 2 cucharadas de aceite de oliva
- 1 huevo
- 2 cucharadas de queso parmesano
- ½ cucharadita de orégano seco
- 1 taza de harina de almendras
- ¼ de cucharadita de bicarbonato de sodio
- Sal y pimienta negra al gusto
- ½ taza de leche de coco
- 1 taza de queso cheddar rallado

Direcciones:

1. En un bol, mezcle la harina con orégano, sal, pimienta, parmesano y bicarbonato de sodio y revuelva.
2. En otro tazón, mezcle la leche de coco con el huevo y el aceite de oliva y revuelva bien.

3. Combine las 2 mezclas y bata bien.

4. Agregue el queso cheddar, revuelva, vierta esto en una bandeja para muffins forrada, introdúzcalo en el horno a 350 grados F durante 25 minutos.

5. Deja que tus muffins se enfríen unos minutos, divídelos en platos y sírvelos.

¡Disfrutar!

Nutrición: calorías 160, grasa 3, fibra 2, carbohidratos 6, proteína 10

Delicioso desayuno de pavo

¡Pruebe un desayuno de pavo cetogénico para variar!

Tiempo de preparación: 10 minutos.

Tiempo de cocción: 20 minutos.

Porciones: 1

Ingredientes:

- 2 rodajas de aguacate
- Sal y pimienta negra
- 2 tocino en rodajas
- 2 rebanadas de pechuga de pavo, ya cocidas
- 2 cucharadas de aceite de coco
- 2 huevos batidos

Direcciones:

1. Calentar una sartén a fuego medio, agregar las rodajas de tocino y dorarlas por unos minutos.

2. Mientras tanto, calienta otra sartén con el aceite a fuego medio, agrega los huevos, la sal y la pimienta y revuelve.

3. Divida las rebanadas de pechuga de pavo en 2 platos.

4. Divida los huevos revueltos en cada uno.

5. Divida las rodajas de tocino y las de aguacate y sirva.

¡Disfrutar!

Nutrición: calorías 135, grasa 7, fibra 2, carbohidratos 4, proteína 10

Burrito increíble

¿Puedes desayunar un burrito? ¡Por supuesto que puede!

Tiempo de preparación: 10 minutos.

Tiempo de cocción: 16 minutos.

Porciones: 1

Ingredientes:

- 1 cucharadita de aceite de coco
- 1 cucharadita de ajo en polvo
- 1 cucharadita de comino, molido
- ¼ de libra de carne de res, molida
- 1 cucharadita de pimentón dulce
- 1 cucharadita de cebolla en polvo
- 1 cebolla morada pequeña, cortada en juliana
- 1 cucharadita de cilantro picado
- Sal y pimienta negra al gusto
- 3 huevos

Direcciones:

1. Calentar una sartén a fuego medio, agregar la carne y dorar por unos minutos.

2. Agrega sal, pimienta, comino, ajo y cebolla en polvo y pimentón, revuelve, cocina por 4 minutos más y retira del fuego.

3. En un bol, mezcle los huevos con sal y pimienta y bata bien.

4. Calentar una sartén con el aceite a fuego medio, agregar el huevo, esparcir uniformemente y cocinar por 6 minutos.

5. Transfiera su burrito de huevo a un plato, divida la mezcla de carne, agregue la cebolla y el cilantro, enrolle y sirva.

¡Disfrutar!

Nutrición: calorías 280, grasa 12, fibra 4, carbohidratos 7, proteína 14

Hash de desayuno increíble

¡Este hash de desayuno es perfecto para ti!

Tiempo de preparación: 10 minutos.

Tiempo de cocción: 16 minutos.

Porciones: 2

Ingredientes:

- 1 cucharada de aceite de coco
- 2 dientes de ajo picados
- ½ taza de caldo de res
- Sal y pimienta negra al gusto
- 1 cebolla amarilla picada
- 2 tazas de carne en conserva, picada
- 1 libra de rábanos, cortados en cuartos

Direcciones:

1. Calienta una sartén con el aceite a fuego medio alto, agrega la cebolla, revuelve y cocina por 4 minutos.

2. Agregue los rábanos, revuelva y cocine por 5 minutos.

3. Agregue el ajo, revuelva y cocine por 1 minuto más.

4. Agrega el caldo, la carne, sal y pimienta, revuelve, cocina por 5 minutos, retira del fuego y sirve.

¡Disfrutar!

Nutrición: calorías 240, grasa 7, fibra 3, carbohidratos 12, proteína 8

Delicia de coles de Bruselas

¡Esto es tan sabroso y muy fácil de hacer! ¡Es una gran idea para el desayuno cetogénico para ti!

Tiempo de preparación: 10 minutos.

Tiempo de cocción: 12 minutos.

Porciones: 3

Ingredientes:

- 3 huevos
- Sal y pimienta negra al gusto
- 1 cucharada de ghee derretido
- 2 chalotas picadas
- 2 dientes de ajo picados
- 12 onzas de coles de Bruselas, en rodajas finas
- 2 onzas de tocino, picado
- 1 y ½ cucharada de vinagre de sidra de manzana

Direcciones:

1. Calienta una sartén a fuego medio, agrega el tocino, revuelve, cocina hasta que esté crujiente, transfiere a un plato y deja a un lado por ahora.

2. Calienta nuevamente la sartén a fuego medio, agrega las chalotas y el ajo, revuelve y cocina por 30 segundos.

3. Agregue las coles de Bruselas, la sal, la pimienta y el vinagre de sidra de manzana, revuelva y cocine por 5 minutos.

4. Regrese el tocino a la sartén, revuelva y cocine por 5 minutos más.

5. Agregue ghee, revuelva y haga un agujero en el centro.

6. Romper los huevos en la sartén, cocinar hasta que estén cocidos y servir de inmediato.

¡Disfrutar!

Nutrición: calorías 240, grasa 7, fibra 4, carbohidratos 7, proteína 12

Nibs de cereales para el desayuno

¡Presta atención y aprende a preparar las mejores semillas de cereales cetogénicas!

Tiempo de preparación: 10 minutos.

Tiempo de cocción: 45 minutos

Porciones: 4

Ingredientes:

- 4 cucharadas de corazones de cáñamo
- ½ taza de semillas de chía
- 1 taza de agua
- 1 cucharada de extracto de vainilla
- 1 cucharada de psyllium en polvo
- 2 cucharadas de aceite de coco
- 1 cucharada de viraje
- 2 cucharadas de semillas de cacao

Direcciones:

1. En un bol mezclar las semillas de chía con agua, revolver y dejar reposar por 5 minutos.

2. Agregue corazones de cáñamo, extracto de vainilla, polvo de psyllium, aceite y vire y revuelva bien con su batidora.

3. Agrega las semillas de cacao y revuelve hasta obtener una masa.

4. Dividir la masa en 2 piezas, dar forma de cilindro, colocar en una bandeja para hornear forrada, aplanar bien, cubrir con papel pergamino, introducir en el horno a 285 grados F y hornear por 20 minutos.

5. Retire el papel vegetal y hornee por 25 minutos más.

6. Sacar los cilindros del horno, dejar enfriar y cortar en trozos pequeños.

7. Sirve por la mañana con un poco de leche de almendras.

¡Disfrutar!

Nutrición: calorías 245, grasa 12, fibra 12, carbohidratos 2, proteína 9

Pudin de chía para el desayuno

¡Prueba un pudín de chía esta mañana!

Tiempo de preparación: 10 minutos.

Tiempo de cocción: 30 minutos.

Porciones: 2

Ingredientes:

- 2 cucharadas de café
- 2 tazas de agua
- 1/3 taza de semillas de chía
- 1 cucharada de viraje
- 1 cucharada de extracto de vainilla
- 2 cucharadas de semillas de cacao
- 1/3 taza de crema de coco

Direcciones:

1. Calentar una olla pequeña con el agua a fuego medio, llevar a ebullición, agregar el café, cocinar a fuego lento durante 15 minutos, retirar del fuego y colar en un bol.

2. Agrega el extracto de vainilla, la crema de coco, el desvanecimiento, las semillas de cacao y las semillas de chía, revuelve bien, guarda en el refrigerador 30 minutos, divide en 2 tazones de desayuno y sirve.

¡Disfrutar!

Nutrición: calorías 100, grasa 0.4, fibra 4, carbohidratos 3, proteína 3

Deliciosas gachas de cáñamo

¡Es una idea abundante y 100% cetogénica!

Tiempo de preparación: 3 minutos.

Tiempo de cocción: 3 minutos.

Porciones: 1

Ingredientes:

- 1 cucharada de semillas de chía
- 1 taza de leche de almendras
- 2 cucharadas de semillas de lino
- ½ taza de corazones de cáñamo
- ½ cucharadita de canela molida
- 1 cucharada de stevia
- ¾ cucharadita de extracto de vainilla
- ¼ taza de harina de almendras
- 1 cucharada de corazones de cáñamo para servir

Direcciones:

1. En una sartén, mezcla la leche de almendras con ½ taza de corazones de cáñamo, semillas de chía, stevia, semillas de lino, canela y extracto de vainilla, revuelve bien y calienta a fuego medio.

2. Cocine por 2 minutos, retire del fuego, agregue la harina de almendras, revuelva bien y vierta en un bol.

3. Cubra con 1 cucharada de corazones de cáñamo y sirva.

¡Disfrutar!

Nutrición: calorías 230, grasa 12, fibra 7, carbohidratos 3, proteína 43

Cereal de desayuno simple

¡Es tan fácil preparar un delicioso desayuno cetogénico!

Tiempo de preparación: 10 minutos.

Tiempo de cocción: 3 minutos.

Porciones: 2

Ingredientes:

- ½ taza de coco, rallado
- 4 cucharaditas de ghee
- 2 tazas de leche de almendras
- 1 cucharada de stevia
- Una pizca de sal
- 1/3 taza de nueces de macadamia, picadas
- 1/3 taza de nueces picadas
- 1/3 taza de semillas de lino

Direcciones:

1. Calentar una olla con el ghee a fuego medio, agregar la leche, el coco, la sal, las nueces de macadamia, las nueces, la linaza y la stevia y revolver bien.

2. Cocine por 3 minutos, revuelva nuevamente, retire del fuego y deje reposar por 10 minutos.

3. Dividir en 2 tazones y servir.

¡Disfrutar!

Nutrición: calorías 140, grasa 3, fibra 2, carbohidratos 1.5, proteína 7

Ensalada de fideos con tocino y calabacín

¡Es tan refrescante y saludable! ¡Adoramos esta ensalada!

Tiempo de preparación: 10 minutos.

Tiempo de cocción: 0 minutos.

Porciones: 2

Ingredientes:

- 1 taza de espinacas tiernas
- 4 tazas de fideos de calabacín
- 1/3 taza de queso azul, desmenuzado
- 1/3 taza de aderezo de queso espeso
- ½ taza de tocino, cocido y desmenuzado
- Pimienta negra al gusto

Direcciones:

1. En una ensaladera, mezcle las espinacas con los fideos de calabacín, el tocino y el queso azul y mezcle.

2. Agregue aderezo de queso y pimienta negra al gusto, mezcle bien para cubrir, divida en 2 tazones y sirva.

¡Disfrutar!

Nutrición: calorías 200, grasa 14, fibra 4, carbohidratos 2, proteína 10

Ensalada de pollo increíble

¡La mejor ensalada de pollo que puedas probar ya está disponible para ti!

Tiempo de preparación: 10 minutos.

Tiempo de cocción: 0 minutos.

Porciones: 3

Ingredientes:

- 1 cebolla verde picada
- 1 costilla de apio picada
- 1 huevo cocido, pelado y picado
- 5 onzas de pechuga de pollo asada y picada
- 2 cucharadas de perejil picado
- ½ cucharada de salsa de eneldo
- Sal y pimienta negra al gusto
- 1/3 taza de mayonesa
- Una pizca de ajo granulado
- 1 cucharadita de mostaza

Direcciones:

1. En su procesador de alimentos, mezcle el perejil con la cebolla y el apio y presione bien.

2. Transfiera estos a un bol y déjelo a un lado por ahora.

3. Coloque la carne de pollo en su procesador de alimentos, mezcle bien y agregue al tazón con las verduras.

4. Agregue los trozos de huevo, sal y pimienta y revuelva.

5. También agregue mostaza, mayonesa, condimento de eneldo y ajo granulado, mezcle para cubrir y sirva de inmediato.

¡Disfrutar!

Nutrición: calorías 283, grasa 23, fibra 5, carbohidratos 3, proteína 12

Ensalada de bistec increíble

Si no está de humor para una ensalada de pollo cetogénica, ¡pruebe con una de carne!

Tiempo de preparación: 10 minutos.

Tiempo de cocción: 20 minutos.

Porciones: 4

Ingredientes:

- 1 y ½ libra de bistec, en rodajas finas
- 3 cucharadas de aceite de aguacate
- Sal y pimienta negra al gusto
- ¼ taza de vinagre balsámico
- 6 onzas de cebolla dulce picada
- 1 lechuga picada
- 2 dientes de ajo picados
- 4 onzas de champiñones, en rodajas
- 1 aguacate, sin hueso, pelado y en rodajas
- 3 onzas de tomates secados al sol, picados
- 1 pimiento amarillo, cortado en rodajas
- 1 pimiento naranja, en rodajas
- 1 cucharadita de condimento italiano

- 1 cucharadita de hojuelas de pimiento rojo
- 1 cucharadita de cebolla en polvo

Direcciones:

1. En un tazón, mezcle los trozos de carne con un poco de sal, pimienta y vinagre balsámico, revuelva para cubrir y déjelo a un lado por ahora.

2. Caliente una sartén con el aceite de aguacate a fuego medio-bajo, agregue los champiñones, el ajo, la sal, la pimienta y la cebolla, revuelva y cocine por 20 minutos.

3. En un tazón, mezcle las hojas de lechuga con el pimiento morrón naranja y amarillo, los tomates secos y el aguacate y revuelva.

4. Sazone los trozos de carne con cebolla en polvo, hojuelas de pimiento y condimento italiano.

5. Coloque los trozos de bistec en una sartén para asar, introdúzcalos en el asador precalentado y cocine por 5 minutos.

6. Divida los trozos de carne en platos, agregue la ensalada de lechuga y aguacate a un lado y cubra todo con la mezcla de cebolla y champiñones.

¡Disfrutar!

Nutrición: calorías 435, grasa 23, fibra 7, carbohidratos 10, proteína 35

Ensalada de almuerzo de pollo y hinojo

¡Pruebe cada día una ensalada diferente para el almuerzo! ¡Hoy te
sugerimos que pruebes esta delicia de hinojo y pollo!

Tiempo de preparación: 10 minutos.

Tiempo de cocción: 0 minutos.

Porciones: 4

Ingredientes:

- 3 pechugas de pollo, deshuesadas, sin piel, cocidas y picadas
- 2 cucharadas de aceite de nuez
- ¼ de taza de nueces tostadas y picadas
- 1 y ½ taza de hinojo, picado
- 2 cucharadas de jugo de limón
- ¼ de taza de mayonesa
- 2 cucharadas de hojas de hinojo, picadas
- Sal y pimienta negra al gusto
- Una pizca de pimienta de cayena

Direcciones:

1. En un bol, mezcle el hinojo con el pollo y las nueces y revuelva.

2. En otro tazón, mezcle la mayonesa con sal, pimienta, hojas de hinojo, aceite de nuez, jugo de limón, pimienta y ajo y revuelva bien.

3. Vierta esto sobre la mezcla de pollo e hinojo, revuelva para cubrir bien y manténgalo en el refrigerador hasta que sirva.

¡Disfrutar!

Nutrición: calorías 200, grasa 10, fibra 1, carbohidratos 3, proteína 7

Aguacate Relleno Fácil

¡Es tan fácil de preparar para el almuerzo!

Tiempo de preparación: 10 minutos.

Tiempo de cocción: 0 minutos.

Porciones: 1

Ingredientes:

- 1 aguacate
- 4 onzas de sardinas enlatadas, escurridas
- 1 cebolleta picada
- 1 cucharada de mayonesa
- 1 cucharada de jugo de limón
- Sal y pimienta negra al gusto
- ¼ de cucharadita de cúrcuma en polvo

Direcciones:

1. Cortar el aguacate en mitades, sacar la pulpa y poner en un bol.

2. Triturar con un tenedor y mezclar con las sardinas.

3. Vuelva a triturar con su tenedor y mezcle con cebolla, jugo de limón, cúrcuma en polvo, sal, pimienta y mayonesa.

4. Revuelva todo y divida en mitades de aguacate.

5. Sirva para el almuerzo de inmediato.

¡Disfrutar!

Nutrición: calorías 230, grasa 34, fibra 12, carbohidratos 5, proteína 27

Ensalada de pollo al pesto

¡La combinación es absolutamente deliciosa! ¡Deberías probarlo!

Tiempo de preparación: 10 minutos.

Tiempo de cocción: 0 minutos.

Porciones: 4

Ingredientes:

- 1 libra de carne de pollo, cocida y en cubos
- Sal y pimienta negra al gusto
- 10 tomates cherry, cortados por la mitad
- 6 rebanadas de tocino, cocidas y desmenuzadas
- ¼ de taza de mayonesa
- 1 aguacate, sin hueso, pelado y cortado en cubos
- 2 cucharadas de pesto de ajo

Direcciones:

1. En una ensaladera, mezcle el pollo con tocino, aguacate, tomates, sal y pimienta y revuelva.

2. Agregue mayonesa y pesto de ajo, mezcle bien para cubrir y sirva.

¡Disfrutar!

Nutrición: calorías 357, grasa 23, fibra 5, carbohidratos 3, proteína 26

Ensalada de almuerzo sabrosa

¡Es delicioso y te encantará una vez que lo pruebes!

Tiempo de preparación: 10 minutos.

Tiempo de cocción: 10 minutos.

Porciones: 1

Ingredientes:

- 4 onzas de filete de res
- 2 tazas de hojas de lechuga, ralladas
- Sal y pimienta negra al gusto
- Spray para cocinar
- 2 cucharadas de cilantro picado
- 2 rábanos, en rodajas
- 1/3 taza de col lombarda, rallada
- 3 cucharadas de salsa chimichurri en frasco
- 1 cucharada de aderezo para ensaladas

Para el aderezo de ensalada:

- 3 dientes de ajo picados
- ½ cucharadita de salsa Worcestershire
- 1 cucharada de mostaza
- ½ taza de vinagre de sidra de manzana

- ¼ taza de agua
- ½ taza de aceite de oliva
- ¼ de cucharadita de salsa tabasco
- Sal y pimienta negra al gusto

Direcciones:

1. En un bol mezclar los dientes de ajo con la salsa Worcestershire, la mostaza, el vinagre de sidra, el agua, el aceite de oliva, la sal, la pimienta y la salsa Tabasco, batir bien y dejar reposar por ahora.

2. Caliente la parrilla de su cocina a fuego medio-alto, rocíe aceite de cocina, agregue el bistec, sazone con sal y pimienta, cocine por 4 minutos, dé la vuelta, cocine por 4 minutos más, retire del fuego, deje enfriar a un lado y corte en tiras finas.

3. En una ensaladera, mezcle la lechuga con el cilantro, el repollo, los rábanos, la salsa chimichurri y las tiras de bife.

4. Agregue 1 cucharada de aderezo para ensaladas, mezcle para cubrir y sirva de inmediato.

¡Disfrutar!

Nutrición: calorías 456, grasa 32, fibra 2, carbohidratos 6, proteína 30

Tortas de cangrejo fáciles para el almuerzo

¡Prueba estos pasteles de cangrejo para el almuerzo! ¡No te arrepentirás!

Tiempo de preparación: 10 minutos.

Tiempo de cocción: 12 minutos.

Porciones: 6

Ingredientes:

- 1 libra de carne de cangrejo
- ¼ taza de perejil picado
- Sal y pimienta negra al gusto
- 2 cebollas verdes picadas
- ¼ de taza de cilantro picado
- 1 cucharadita de chile jalapeño, picado
- 1 cucharadita de jugo de limón
- 1 cucharadita de salsa Worcestershire
- 1 cucharadita de condimento de laurel viejo
- ½ cucharadita de mostaza en polvo
- ½ taza de mayonesa
- 1 huevo
- 2 cucharadas de aceite de oliva

Direcciones:

1. En un tazón grande mezcle la carne de cangrejo con sal, pimienta, perejil, cebollas verdes, cilantro, jalapeño, jugo de limón, condimento de laurel viejo, mostaza en polvo y salsa Worcestershire y revuelva muy bien.

2. En otro tazón mezcle el huevo con mayonesa y bata.

3. Agregue esto a la mezcla de carne de cangrejo y revuelva todo.

4. Forme 6 hamburguesas de esta mezcla y colóquelas en un plato.

5. Caliente una sartén con el aceite a fuego medio alto, agregue 3 croquetas de cangrejo, cocine por 3 minutos, déles la vuelta, cocine por 3 minutos más y transfiéralas a toallas de papel.

6. Repita con los otros 3 pasteles de cangrejo, escurra el exceso de grasa y sirva para el almuerzo.

¡Disfrutar!

Nutrición: calorías 254, grasa 17, fibra 1, carbohidratos 1, proteína 20

Muffins fáciles para el almuerzo

¡Estos muffins realmente llegarán a tu alma!

Tiempo de preparación: 10 minutos.

Tiempo de cocción: 45 minutos.

Porciones: 13

Ingredientes:

- 6 yemas de huevo
- 2 cucharadas de aminoácidos de coco
- ½ libra de champiñones
- ¾ taza de harina de coco
- 1 libra de carne molida
- Sal al gusto

Direcciones:

1. En su procesador de alimentos, mezcle los champiñones con sal, aminoácidos de coco y yemas de huevo y mezcle bien.

2. En un bol, mezcle la carne de res con un poco de sal y revuelva.

3. Agregue la mezcla de champiñones a la carne y revuelva todo.

4. Agregue la harina de coco y revuelva nuevamente.

5. Dividir esto en 13 tazas para cupcakes, introducir en el horno a 350 grados F y hornear durante 45 minutos.

6. ¡Sírvelos para el almuerzo!

¡Disfrutar!

Nutrición: calorías 160, grasa 10, fibra 3, carbohidratos 1, proteína 12

Pastel de cerdo para el almuerzo

¡Esto es algo que ha estado anhelando durante mucho tiempo! ¡No se preocupe! ¡Es una idea cetogénica!

Tiempo de preparación: 10 minutos.

Tiempo de cocción: 50 minutos.

Porciones: 6

Ingredientes:

Para la masa de tarta:

- 2 tazas de chicharrones
- ¼ taza de harina de lino
- 1 taza de harina de almendras
- 2 huevos
- Una pizca de sal

Para el llenado:

- 1 taza de queso cheddar rallado
- 4 huevos
- 12 onzas de lomo de cerdo picado
- 6 lonchas de tocino
- ½ taza de queso crema
- 1 cebolla morada picada

- ¼ taza de cebollino, picado
- 2 dientes de ajo picados
- Sal y pimienta negra al gusto
- 2 cucharadas de ghee

Direcciones:

1. En su procesador de alimentos, mezcle chicharrones con harina de almendras, harina de lino, 2 huevos y sal y licúe hasta obtener una masa.

2. Transfiera esto a un molde para pastel y presione bien en el fondo.

3. Introducir en el horno a 350 grados F y hornear por 15 minutos.

4. Mientras tanto, calienta una sartén con el ghee a fuego medio alto, agrega el ajo y la cebolla, revuelve y cocina por 5 minutos.

5. Agregue el tocino, revuelva y cocine por 5 minutos.

6. Agrega el lomo de cerdo, cocina hasta que se dore por todos lados y retira del fuego.

7. En un bol, mezcle los huevos con sal, pimienta, queso cheddar y queso crema y mezcle bien.

8. Agregue las cebolletas y revuelva nuevamente.

9. Extienda la carne de cerdo en un molde para pastel, agregue la mezcla de huevos, introduzca en el horno a 350 grados F y hornee por 25 minutos.

10.Deje enfriar el pastel un par de minutos y sirva.

¡Disfrutar!

Nutrición: calorías 455, grasa 34, fibra 3, carbohidratos 3, proteína 33

Delicioso Paté de Almuerzo

Disfruta de algo realmente fácil de lanzar: ¡un paté de hígado cetogénico!

Tiempo de preparación: 10 minutos.

Tiempo de cocción: 0 minutos.

Porciones: 1

Ingredientes:

- 4 onzas de hígados de pollo, salteados
- 1 cucharadita de tomillo, salvia y orégano mezclados, picados
- Sal y pimienta negra al gusto
- 3 cucharadas de mantequilla
- 3 rábanos, en rodajas finas
- Rebanadas de pan con costra para servir

Direcciones:

1. En su procesador de alimentos, mezcle los hígados de pollo con tomillo, salvia, orégano, mantequilla, sal y pimienta y mezcle muy bien por unos minutos.

2. Unte sobre rebanadas de pan con costra y cubra con rebanadas de rábanos.

3. Sirva de inmediato.

¡Disfrutar!

Nutrición: calorías 380, grasa 40, fibra 5, carbohidratos 1, proteína 17